GÉLINE GELÉE

ET

GÉLATINE.

PAR GANNAL.

<hr>

PARIS.

IMPRIMERIE ET FONDERIE DE RIGNOUX ET Cᵉ,

RUE DES FRANCS-BOURGEOIS-S.-MICHEL, 8.

1834.

MÉMOIRE

SUR LA

GÉLATINE ALIMENTAIRE.

PREMIÈRE PARTIE.

La gélatine, considérée comme substance alimentaire, occupe depuis bien long-temps les chimistes ; elle a été diversement envisagée, et nous croyons que cette question scientifique mérite une attention toute nouvelle.

On connaissait de toute antiquité, et on connaît encore sous le nom de gelée le produit liquide que l'on retire de la décomposition chimique de certains débris d'animaux, qui se prennent en masse par le refroidissement. Cette substance privée d'eau par la dessication à l'air, est connue sous le nom de gélatine ; mais dans les arts et le commerce, on la désigne ordinairement sous le nom de colle forte. Cette substance qui varie de forme et de couleur, selon son état de pureté, est très anciennement connue sous ces deux noms. Depuis quelques années seulement, on a cherché à appliquer plus spécialement la désignation de gélatine à la colle extraite des os, surtout à celle que l'on voulait introduire dans le régime alimentaire.

Si l'on interroge les ouvrages qui traitent de cette question, on reste surpris du peu de développement que présentent les travaux publiés sur ce sujet ; bien peu de recherches sérieuses ont été faites sur un produit aussi important pour les arts, cependant il eût été nécessaire d'étudier toutes ses propriétés avant de chercher à l'introduire dans le régime alimentaire.

Jusqu'ici on a considéré comme substance identique la colle ou la gélatine et la partie soluble à chaud que contiennent certaines matières animales. Nous croyons que de cette manière d'envisager la question, sont résultées toutes les erreurs publiques sur cet objet.

Selon nous, toutes les matières animales contiennent, dans leurs différentes parties, une qualité variable d'une substance particulière qui, par l'action combinée de l'eau et de la chaleur, se transforme en gelée, mais qui, dans son état naturel, ne possède aucune des propriétés de la gélatine. Cette substance, que nous appellerons *géline*, sera attentivement examinée dans la seconde partie de ce mémoire.

La gelée est un composé contenant beaucoup d'eau, une quantité très variable d'une matière animale particulière, et quelques substances solubles que ces mêmes matières contiennent, tels que de l'extractif, des sels et un peu d'albumine. La gelée se distingue principalement par la faculté qu'elle possède de solidifier une grande quantité d'eau en se refroidissant, et d'offrir alors une matière consistante que tout le monde connaît. Elle diffère de la gélatine par plusieurs caractères saillans; elle ne possède pas de force, de cohérence tant qu'elle n'a pas subi une première dessication à l'air, elle ne colle pas, et les objets qu'on aurait cherché à joindre, n'ont pas d'adhérence.

La gelée que l'on soumet à l'évaporation, se décompose ainsi que celle que l'on fait fondre plusieurs fois de suite; de cette décomposition résulte une matière extractive soluble à l'eau froide, et qui n'acquiert plus de cohérence par la dessication.

La gelée exposée à l'air perd son eau de composition, elle se rétrécit, se durcit, devient transparente et prend un aspect corné; elle constitue alors la gélatine. Mais quand la température est élevée à plus de 15°, et que l'air ne se renouvelle pas facilement, la gelée se décompose par fermentation putride; il y a toujours et immédiatement de l'ammoniaque produite. C'est par erreur qu'on a dit que le commencement de cette fermentation était acide, cette réaction n'a lieu que dans les liquides, où il y a des matières étrangères en dissolution, comme dans les bouillons. Nous nous sommes assurés de l'exactitude de ces faits par de nombreuses expériences faites sur des matières différentes. Toujours le sirop de violette verdit au moment où la décomposition commence.

La gélatine est une substance particulière, d'un blanc jaunâtre, transparente, d'un aspect vitreux, dure, cassante en éclats cornés et inégaux, à bords rugeux, quand elle est légèrement humide, elle se nacre en pli, séchée elle est plus lourde que l'eau, elle attire peu l'humidité de l'air, mais exposée dans un lieu humide, elle se ramollit, se gonfle, puis au bout de quelques jours se décompose comme la gelée. Plongée dans l'eau au-dessous de 10 degrés, elle se gonfle sans se dissoudre, et peut absorber jusqu'à six fois son poids d'eau [1]. Dans cet état elle ressemble à la gelée ; mais l'eau absorbée, n'étant qu'interposée, se vaporise très facilement à l'air. Chauffée dans cet état elle se liquéfie à trente degrés, et affecte tous les caractères de la gelée. Mais une propriété remarquable de la gélatine, c'est que sa force de cohérence augmente par des refontes successives, tandis que nous avons vu la gelée se décomposer par cette même opération.

La gélatine se combine en toutes proportions avec l'eau bouillante ; le composé ne manque pas de degré à l'aréomètre, parce que sa pesanteur spécifique est égale à celle de ce liquide, par le refroidissement, au-dessous de 10 degrés, elle donne une gelée consistante, lorsque l'eau en contient plus d'un cinquantième de son poids.

La gelée varie beaucoup selon les parties et aussi selon les animaux qui la produisent. C'est de la peau de bœuf qu'on

---

[1] Les colles absorbent d'autant plus d'eau, qu'elles sont meilleures : celles qui sont solubles à froid ne valent rien, celles qui doublent de poids sont assez bonnes pour les gros ouvrages de menuiserie ; celles qui boivent trois fois leurs poids d'eau, sont les meilleures que nous ayons trouvées dans le commerce. Ce que nous avons pu faire de mieux absorbe six fois son poids d'eau.

extrait la meilleure; la peau de cheval donne une colle infé-rieure; la peau de lapin fournit la gelée qui solidifie la plus grande quantité d'eau. Ces différentes propriétés seront suc-cessivement examinées. La colle hydratée par immersion diffère de la gelée, résultat de la fusion de la même matière, en ce que celle-ci exige, toute circonstance égale d'ail-leurs, dix fois plus de temps pour se dessécher au même point; ce qui prouve que dans le premier cas, l'eau n'est qu'interposée, tandis qu'elle est combinée, dans le second, par l'action de la chaleur.

La chaleur décompose très facilement la gelée lors de sa formation, c'est-à-dire pendant la cuisson des matières dont on l'extrait. Le tassement de ces matières et la viscosité du liquide facilitent une augmentation de température, qui, passé 100 degrés, décompose une portion du produit, de là résulte la colle de mauvaise qualité qu'on rencontre dans le commerce.

La gelée fraîche ainsi que la gélatine hydratée n'est ni acide ni alcaline, elle est complétement insapide et inodore, quand les matières dont elle provient sont bien pures de goût étranger, et quand elle n'a pas éprouvé d'altération par la chaleur ou par la fermentation.

La colle, sèche exposée à l'action immédiate de la chaleur, se boursoufle et se décompose en répendant une odeur ca-ractéristique; en vase clos cette décomposition donne tous les produits qu'on retire des matières animales.

Les dissolutions étendues d'acide ou d'alcali, ne troublent pas les dissolutions gélatineuses, mais ces matières concen-trées la décomposent.

L'acide sulfurique concentre, en charbonne une partie, et donne naissance à un produit particulier découvert par Braconot.

L'acide nitrique agit sur la gélatine comme sur toutes les substances animales; à chaud cet acide convertit la gélatine en acide malique, en acide oxalique : il s'en sépare une graisse ressemblant à du suif; quand la dissolution est évaporée à siccité elle détonne.

L'acide acétique concentré ramollit la colle qui devient

plus transparente et se dissout ensuite. Cette gélatine ne prend plus en gelée, mais elle conserve la propriété de coller en séchant.

L'acide hydrochlorique faible n'a pas d'action sur la gélatine ; mais concentré, surtout quand la température est élevée, il la décompose.

Le chlore, comme l'a observé M. Thénard, précipite la gélatine dissoute ; la liqueur troublée laisse déposer une matière floconneuse, blanche, nacrée, en filamens très flexibles. Cette substance lavée est insapide, insoluble dans l'alcool et dans l'eau, mais soluble dans les dissolutions alcolines.

L'alcool concentré précipite la gélatine, mais ne la décompose pas, car le précipité se dissout complétement dans de nouvelle eau.

Le chlorure d'iridium et celui de platine, le dento-chlorure de mercure la précipitent ainsi que le sous-acétate de plomb et le per-sulfate de fer.

L'acide gallique produit un précipité blanc, soluble, dans un excès de gélatine.

Le tannin forme un précipité complet, indécomposable, et qui a tous les caractères du cuir tanné.

Le gaz sulfureux mis en contacte avec la gélatine légèrement humide, ou à l'état de gelée, la blanchit sensiblement, ce gaz dissout peut être employé pour retarder la fermentation putride qui se développe dans la colle cuite et encore chaude. C'est surtout dans la colle d'os que cette fermentation se remarque avec des particularités que nous aurons occasion de signaler dans ce travail.

Le caractère le plus remarquable que la gélatine nous présente, qui lui est propre et qui rend cette substance si précieuse pour les arts est sa force de cohérence, cette propriété de joindre ensemble divers objets est telle quand la colle est de bonne qualité que l'on brise plus facilement le tissu du bois que de séparer les parties réunies par cette substance. Nous devons répéter ici que la gelée se distingue de la gélatine, parce qu'elle ne jouit pas de cette propriété.

Ayant exposé les propriétés les plus saillantes de la gélatine, nous devrions examiner quels peuvent être les rapports physiques et chimiques qui existent entre cette substance et les matières animales dont elle s'extrait le plus ordinairement; mais cette partie de travail se trouvera naturellement placée à la suite des développemens que nous donnerons sur la géline.

Cependant nous croyons indispensable de dire ici que la colle de poisson est une substance animale si facilement réductible en gelée, que l'on a été amené à conclure que cette substance était de la gélatine pure, mais nous prouverons que cette supposition n'est pas admissible, et nous démontrerons qu'elle jouit de propriétés très distinctes de celles que nous avons reconnues à la gélatine. Nous pouvons dire la même chose de la chaire de veau de laquelle on extrait si facilement une grande quantité de gelée. C'est sans doute à cause de la facilité de cette extraction qu'on a supposé que la gélatine était identique à la géline, et le premier degré d'organisation par lequel passent les mollécules inorganiques pour former la matière animale; nous croyons *que la géline ou portion d'animaux convertissables en gelée,* est la partie organique qui se produit la première, et qui forme la charpente des animaux; elle paraît plus abondante dans les jeunes animaux, parce que les autres organes n'ayant pas encore acquis leur développement se trouvent en moindre qualité dans les premiers temps de la vie.

Nous reviendrons sur toutes ces particularités : actuellement nous allons nous occuper de l'objet principal, c'est-à-dire des os, et de l'extraction de la gélatine considérée jusqu'ici comme substance alimentaire.

L'attention publique depuis long-temps a été fixée sur l'emploi de la trame organique qui constitue les parties molles des os, puisque nous voyons qu'avant 1682, Papin avait fait de nombreuses tentatives pour en extraire la gélatine avec l'intention d'appliquer cette substance à la nourriture des hommes.

Quelle fut la cause déterminante de ces tentatives? Papin connaissait-il la composition des os? avait-il des idées justes sur les qualités alimentaires de la substance qu'on peut en extraire ? ou bien a-t-il jugé que la gélatine pouvait être employée comme aliment, parce que les chiens se nourrissent avec cette trame organique, et rendent les sels calcaires dans leurs excrémens.

Cette supposition, quoique hardie, paraît cependant la plus probable ; toutefois Papin échoua dans ses tentatives : les préjugés de l'époque, plutôt que des faits ou des raisonmens, lui suscitèrent une grande résistance qu'il ne parvint pas à surmonter : une plaisanterie[1] triompha du talent et de la raison. Depuis lors Papin multiplia inutilement ses expériences.

Duhamel du Monceau se servit du digesteur de Papin pour extraire la gélatine[2] des os, pour faire de la colle forte.

Le comte de Rumfort, Grenet, Proust, Darcet père, Cadet de Vaux, etc., traitèrent les os de différentes manières, et firent de nombreuses tentatives pour introduire leur bouillon dans le régime alimentaire des indigens : ces tentatives eurent même un moment d'enthousiasme pendant lequel, dans toute l'Europe, on répéta en grand ces expériences ; il y eût même jusqu'à des ordonnances royales prescrivant l'érection de moulins à broyer des os pour la confection du bouillon. (*Journal de Paris*, 7 mai 1812.)

Nous devons à Beaumé les premières citations sur l'action de la vapeur appliquée à l'extraction de la gélatine : en sus-

---

[1] Papin proposa au roi d'Angleterre Charles II, de préparer en « vingt-quatre heures, avec 11 livres de charbon, 150 livres de gelée « qu'il recommandait pour les maisons d'indigence et les hôpitaux : le « roi était sur le point de prêter l'oreille à cette offre, lorsque ses yeux « tombèrent sur une requête qu'on avait suspendue au cou de ses chiens « de chasse, et par laquelle ils priaient qu'on ne les prive pas d'une « nourriture qui leur revenait de droit ; c'en fut assez pour ce prince lé-« ger, il écarta le projet. Berzélius, t. VII, p. 700. Paris, 1833. »

[2] « Plusieurs substances sont bonnes à faire de la colle forte, les ro-« gnures de peaux et des cuirs, des pieds, la peau des têtes et des queues, « es os même, si l'on se sert de la marmite de Papin pour les dissoudre, « je suis parvenu à faire, avec des os, une colle qui, à la vérité, était « noire, mais qui me paraissait très forte. » Duhamel (*Encyclopédie*, colle forte, p. 3, 1762).

pendant de la corne de cerf dans le châpitaux d'un alambic, il en retira la gélatine[1].

L'emploi des acides pour séparer le tissu organique des os de leur partie calcaire, est au moins aussi anciennement connu, et sans remonter à l'histoire de la célèbre perle de Cléopâtre, ou à la confection des pieds de cochons à la Sainte-Menehould, mets recherché et dont François Ier était si friand, nous trouvons dans un mémoire présenté en 1758, à l'Académie des sciences, par Hérissant, l'explication de cette extraction[2], et la théorie de l'opération.

[1] « Le procédé dont il s'agit et qui sert de base au brevet d'*invention* « *et de perfectionnement*, pris le 7 mars 1817, consiste à exposer les os à « l'action de la vapeur, ayant une faible tension, et doit le succès qu'il « procure, à ce que la vapeur en se condensant jusque dans les pores « des os, commence à en expulser la graisse et en dissout ensuite suc- « cessivement toute la gélatine, c'est la mise en fabrique d'un ancien « procédé pharmaceutique, oublié dans les officines dont on a évidem- « ment méconnu la portée, mais qui se trouve cité à la page 108 des *Elé-* « *mens de pharmacie de Baumé*, édition de 1790. Voici comment nous « avons régularisé et appliqué en grand ce procédé. » Darcet, *Annales de l'industrie*, février, 1829.

[2] « Il faut savoir que l'idée la plus nette qu'on puisse se faire des « parties osseuses, en général, de leur caractère essentiel et distinctif, « c'est de les regarder comme étant des organes composés de deux sortes « de substances principales : la première, qui sert de base à la seconde « et qui en est même l'organe sécrétoire, est un espèce de parenchyme « cartilagineux qui ne s'ossifie jamais, à proprement parler, et qui ne « change jamais de nature, il conserve son caractère cartilagineux tant « que l'os à qui il appartient est existant, c'est dans les vaisseaux fins et « déliés dont cette substance n'est qu'un tissu en forme de réseau dis- « posé par couches et par feuilles, que se fait la circulation des liquides « destinés à la nourriture des os...... Le parenchyme, qui entre pour la « plus grande partie dans la composition des pièces osseuses, donne aux « os une certaine souplesse capable d'empêcher qu'ils ne se rompent et « ne se cassent avec trop de facilité, c'est lui aussi qui sert de nourriture « aux animaux qui sont réduits à vivre seulement d'os. La seconde sub- « stance est purement terreuse ou cretacée, c'est elle qui donne la so- « lidité et la dureté aux os ; cette substance qui fournit l'album grac- « cum, dont parlent les anciens et qui n'est autre que la matière *cretacée* « que les chiens rendent en place d'excrémens lorsqu'on les nourrit long-

Il est donc évident que l'on connaissait bien la nature particulière des matières qui constituent les os.

Papin et Hérissant par deux procédés différens, Baumé par un autre système, ont constaté l'existence de la partie organique et indiqué les moyens de l'isoler. Gahn découvrit le phosphate calcaire, Marichini démontra la présence du fluate de chaux, Fourcroy et Vauquelin signalèrent le carbonate calcaire et le phosphate de magnésie[1].

« temps seulement avec des ossemens dépouillés de toute partie molle.... « Pour constater la composition des os, une seule expérience m'a paru « suffire et mériter la préférence *sur toutes les autres :* elle consiste à faire « ramollir des os dans des liqueuers acides ; c'était d'ailleurs une expé- « rience si aisée à répéter, qu'il n'eût pas été naturel que m'en fusse dis- « pensé. Je commençai donc par scier plusieurs morceaux de la substance « dure et compacte d'os humain, de cheval, de poulain, de bœuf, d'é- « léphant, etc., j'en formai des lames qui furent ramollies dans la liqueur « suivante, qui est celle dont je me suis servi dans toutes les expériences « que je rapporterai ci-après : elle était composée d'une partie de bon « esprit de nitre fumant et de quatre parties d'eau commune ; j'ai préféré « *cet esprit de nitre à tout autre* afin d'avoir un terme qui put me donner « une liqueur toujours égale en force. Au bout de quelques heures elles « furent retirées. Celles qui étaient les plus minces devinrent alors assez « semblables à des morceaux de membranes ; celles, au contraire, « qui étaient plus épaisses auraient volontiers été prises pour des carti- « lages frais. Sèches, les premiers devinrent semblables à des lambeaux « de vessie desséchée, et les autres représentaient assez bien des morceaux « de corne de lanterne ou de cartilage secs. Cette métamorphose de lames « osseuses en des morceaux assez semblables à des membranes ou à des « cartilages me frappa, je n'ignorai pas certainement *qu'on savait avant* « *moi que les os et l'ivoire se ramollissent dans des liqueurs acides ;* mais j'étais « bien certain, d'un autre côté, que personne ne nous avait encore dé- « montré ce qui constitue ce ramollissement et quelle en est la cause. » (*Éclaircissement sur l'ossification*, par Hérissant. Hist. de l'Acad. des S., 1758). Paris, 1778.

« C'est à la fin de 1810 que M. Darcet commença à s'occuper de « l'extraction de la gélatine au *moyen des acides.* Dans les premiers mois « de 1813, il communiqua sa découverte à M. Jacquemard fabricant de « papiers peints. Au mois de novembre 1813, M. Darcet proposa à « M. Robert de fabriquer en grand, par ce procédé, *de la gélatine alimen-* « *taire et de la colle forte.* Enfin, le 16 décembre, le gouvernement ac-

Revenant ici sur les motifs qui firent supposer que la gélatine extraite des os pouvait servir d'aliment, nous devons déclarer qu'aucun document positif ne nous est parvenu, et les ouvrages que nous avons consultés ont confirmé notre opinion. Nous disons que ce n'est que par analogie qu'on a jugé. Macques, dans un article sur la gelée [1], considère la gélatine comme la matière essentielle de l'alimentation, et nous développe bien nettement l'ordre des idées d'alors sur cette substance. M. Darcet, qui s'est occupé si long-temps de cette question, paraît être dirigé par les mêmes motifs vers le même but; nous en trouvons les preuves dans ses nombreuses publications [2].

« corda *gratuitement* à M. Darcet, et à titre de récompense, un *brevet* « *d'invention* qui lui assurait pendant quinze ans la propriété exclusive « de sa découverte. »

(MICHELOT. *Revue Encyclopédique*, janvier 1822).

« Je ne puis terminer la partie historique de ce mémoire sans parler « des deux articles de journaux, dans lesquels on a revendiqué en fa-« veur de M. Gimbernat, savant espagnol, *l'honneur d'une découverte* « *qui appartient* INCONTESTABLEMENT à M. Darcet. Cette lettre insérée « dans le Journal de médecine, chirurgie et pharmacie militaire (Paris « 10 février 1815), dit: Plusieurs motifs avaient fait renoncer au pro-« cédé connu de Papin et de Cadet Devaux. M. Gimbernat alors à « Strasbourg, proposa de ramollir les os *par l'acide muriatique ou l'acide* « *nitrique.* » —(MICHELOT. page 8.)

« Comme dans cette note il n'est nullement question de M. Darcet. ce « savant adressa ses réclamations (tom. 5, Journal de Méd. Chir. et « Pharm. page 331).—Annales de Chir. et de Physique tome 16 page 70.

[2] « J'ai beaucoup insisté sur l'emploi de la gélatine avec les substances « végétales parce qu'il est *aujourd'hui démontré que les alimens qui ne con-« tiennent pas d'azote* ou qui en contiennent peu, et la plupart des végé-« taux sont de ce nombre, ne suffisent pas pour la nourriture de l'homme « et des animaux... La gélatine est encore très précieuse en ce qu'elle « offre un moyen *d'ôter le danger* que présente l'emploi des farines de-« venues mauvaises par la diminution du gluten : *on sait* que cette der-« nière substance est la partie essentiellement nutritive de la farine. »

(MICHELOT, *Mémoire sur la gélatine* extraite des os par le procédé de M. Darcet. *Revue encyclopédique*, janvier 1822.

[1] « Il paraît que le corps de tous les animaux est composé pour la « très grande partie de matières gélatineuses; car si l'on fait bouillir

Après la découverte du docteur Beccari, on examina le gluten. Cet examen, quoique fait très superficiellement, démontra la présence de l'azote comme un des principes constituans ; alors, se rappelant la composition des matières animales, connaissant par expérience les qualités nutritives des viandes, et voyant que le gluten contenait de l'azote comme celle-ci, on en conclut à priori que le gluten était la partie éminemment nutritive du pain. Or la gélatine étant également une substance azotée, devait aussi être éminamment nutritive et pouvoir dès-lors servir à animaliser les mets préparés avec les légumes ou les grains non azotés [1].

Mes observations m'ont amené à une conclusion opposée. 1° J'ai démontré que le gluten n'est pas digéré, par conséquent son azote ne peut avoir aucune influence sur l'alimentation. 2° Dans un établissement que j'ai formé en 1817, et dans lequel j'ai fabiqué de la colle de peaux et de la

« dans de l'eau, les chairs, les os, les membranes, en un mot toutes les
« parties solides ou molles qui composent le corps animal, et qu'on
« fasse ensuite évaporer, elles se forment d'abord en colle et ensuite en
« une espèce de corne plus ou moins dure et solide. On doit conclure
« de là que la matière gélatineuse des animaux est la vraie substance
« animale ; elle constitue presque en entier le corps des animaux ; c'est
« elle qui les nourrit, qui les répare et qui les reproduit, elle est dans le
« règne animal, ce qu'est dans le règne végétal la matière muqueuse ou
« mucilagineuse dont elle parait prendre son origine et à laquelle elle
« ressemble par une grande partie de ses propriétés. »
    (MACQUER. Dictionnaire de Chimie art. Gelée. 1778).

[1] « On a probablement su de tout temps que les os *des animaux* con-
« tiennent une grande quantité de substance nutritive : les besoins pres-
« sans auxquels l'homme, réduit à l'état de sauvage, se trouve exposé,
« l'exemple des carnivores qui préfèrent souvent les os à d'autres ali-
« mens plus faciles à broyer, et la propriété *qu'ont les os de brûler avec*
« *flammes* lorsqu'on les expose au feu, sont *autant de causes qui,* allant
« au même but n'ont point laissé long-temps ignorer *que les os peuvent*
« *servir à la nourriture de l'homme.* Il paraît néanmoins que ce n'est
« qu'en 1681 que l'on a commencé à en extraire la matière animale
« pour mieux l'approprier à nos besoins. »
    (DARCET. *Annales de L'Industrie.* février 1829).

colle d'os, j'avais souvent été à même de remarquer que les rats, très friands de matières animales, ne touchaient ni à la gelée, ni à la gélatine sèche, tandis que les débris d'animaux qui me servaient à la fabrication, étaient indistinctement dévorés quand ils n'avaient pas été préparés à la chaux.

Cette observation fit naître chez moi des doutes sur les vertus alimentaires de ce produit; mais je n'ai donné aucune suite à cette observation jusqu'à la publication de la lettre de M. Donné. — Avant cette époque, j'avais cru, au dire des nombreuses brochures et livres qui ont été publiés sur cet objet, qu'ils annonçaient, sur le résultat d'expériences positives, l'expression de la vérité, mais à la publication de la lettre citée plus haut mes doutes se représentèrent, et pour arriver à une solution j'ai proposé à l'Académie [1] de faire une série d'expériences susceptibles à décider la question. Depuis plus d'un siècle on a fait d'inutiles tentatives pour introduire la gélatine dans le régime alimentaire; la cause de cette répulsion ne peut être attribuée au mauvais vouloir

[1] INSTITUT DE FRANCE.

Paris, le 17 novembre 1831.

MONSIEUR,

Le commissaire de la gélatine me charge d'avoir l'honneur de vous prier de vouloir bien vous trouver à la séance qui aura lieu lundi prochain, 21 de ce mois, à deux heures.

Agréez, Monsieur, l'assurance de mes sentimens respectueux.

Signé CARDOT.

A Monsieur Gannal, chimiste, à Paris.

des populations[1], ni à l'esprit jaloux d'un confrère. On ne peut pas alléguer pour excuse le défaut de protection ou le manque de moyens, il fallait donc la chercher dans l'action même de la substance, il fallait déterminer dans qu'elles proportions elle peut être employée. On devait s'assurer des rapports existant entre cette substance et celle que l'on cherchait à remplacer, il fallait surtout bien savoir combien une quantité déterminée de bouillon, provenant d'un travail quelconque, contenait de matière alimentaire solide; aucune de ces recherches n'a précédé les tentativas d'application, et l'on peut aller plus loin en disant qu'on ne connaissait pas bien la composition des os, puisqu'on ignore encore aujourd'hui qu'elle quantité de gélatine on peut en retirer. Cependant on s'est laissé aller à des calculs qui embrassent la totalité des os que peut fournir la boucherie de Paris, de la France, de l'Europe[2].

[1] « Il me suffira donc ici de rappeler que tous les essais tentés anté-
rieurement aux deux dernières années, pour introduire l'usage de la
gélatine dans la *nourriture des pauvres*, l'avait été sans succès, et qu'a-
vant 1829, il n'avait été fait sous ce rapport aucune application en
grand et véritablement utile de la substance gélatineuse contenue dans
les os (Darcet, *Recueil industriel et des beaux-arts*, 28 avril 1831).

[2] « On achèvera de concevoir *l'importance de la découverte qui nous
occupe*, si l'on considère quelle énorme quantité de gélatine il serait
facile de se procurer; le relevé fait au bureau des subsistances de la
Préfecture de police de Paris, prouve que le poids moyen d'un bœuf
est de 330 kil., et, qu'en général, la partie osseuse des animaux est,
à leurs parties molles, dans le rapport de 1 à 5. Les os d'un bœuf
doivent donc peser 66 kil., dont on peut retirer AU MOINS TRENTE
POUR CENT DE GÉLATINE SÈCHE, C'EST-A-DIRE VINGT
KILOS ENVIRON, ce qui suffit pour faire 2,000 bouillons d'un demi-
litre chacun. Ordinairement un bœuf produit 1,320 bouillons: si l'on
employait la chair et la gélatine des os, on aurait 3,320 bouillons; par
conséquent 6,640 soupes. On consomme annuellement, à Paris, 75,000
bœufs, 65,000 veaux, 320,000 moutons; ce qui fait une masse de
36,010,000 kil. contenant 7,202,000 kil. d'os, qui pourraient fournir,
chaque année aux hôpitaux, aux indigens, à la marine, aux approvision-
nemens de siége, etc. 2,160,000 kil. de gélatine sèche, avec lesquels on
obtiendrait 216,060,000 bouillons, ce qui suffirait pour donner un

Lorsque nous parlerons de la composition des os, nous prouverons que tous les calculs qu'on a faits sur la composition du bouillon d'os, sont inexacts puisqu'on est parti d'une base exagérée pour les faire. Dans aucun cas, la gélatine n'a passée le chifre dix [1], même à l'appareil modèle de l'hôpital Saint-Louis, et les calculs sont faits sur celle de trente. Supposer que la gélatine est alimentaire parce qu'elle contient de l'azote, est un singulier raisonnement. Si nous avons quelques substances alimentaires azotées, nous devons reconnaître qu'il en est davantage qui ne contiennent pas ce principe. La viande nourrit bien, mais le riz, le millet, le maïs, les dattes, la gomme, les pommes de terre, toutes ces substances qui ne contiennent pas d'azote en quantité digne d'attention, servent cependant d'aliment à des populations entières, tandis que le poisson le plus azoté de nos alimens, nourrit en général fort mal; et les graisses qui ne sont pas azotées augmentent cependant les qualités nutritives des substances auxquelles on les associe.

Prochainement je démontrerai que l'azote, l'un des principes constituant du règne animal, provient de cette portion

« bouillon par jour à 800,000 personnes, ou pour ANIMALISER 1,200,000
« soupes économiques; ces calculs, qui pourront paraître exagérés, sont
« cependant au-dessous de la vérité. Il n'a pas été question des os de
« porcs, de volailles et de gibier qui se consomme à Paris et qu'on peut
« estimer au cinquième des os de bœufs, veaux et moutons. Tous réunis,
« donneraient 720,000 bouillons, ou 1,440,000 soupes par jour. J'ai parlé
« seulement des os que peut fournir Paris : que de réflexions feront sans
« doute les amis de l'humanité, en appliquant ces calculs *à la France,*
« *à l'Europe, à toutes les nations civilisées* » (Michelot, *Revue encyclopédique,*
janvier 1822, p. 27).

[1] « 100 kil. d'os contiennent 30 kil. de gélatine *et 10 grammes de gélatine*
« *suffisent pour animaliser un demi-litre d'eau,* au moins autant que l'est
« le meilleur bouillon de ménage; il est évident que 100 kil. d'os peu-
« vent fournir assez de dissolution gélatineuse pour préparer 3,000 ra-
« tions de bouillons; 1 kil. d'os doit donc servir à préparer 30 bouillons,
« d'un demi-litre chaque; mais un kilogramme de viande ne peut fournir
« que quatre bouillons, d'où il suit qu'à poids égal, les os abandonnent
« à l'eau 7 fois et demie autant de matières animales que la viande.
(Dorcet, *Annales de l'industrie,* février 1829.)

d'air atmosphérique que nous avalons, par la déglutition et qui, par l'assimilation, changeant de volume, produit cette portion de calorique sensible qui n'a pu être déterminée par les belles expériences sur la respiration, faites par MM. Dulong et Després.

Mais avant de traiter ces différentes questions, nous allons donner l'explication des expériences qui ont été faites pour constater si la gélatine est ou n'est pas alimentaire.

Pour déterminer le degré de nutricibilité de la gélatine et s'assurer si elle est alimentaire, il fallait faire une série d'expériences et savoir, 1° si la gélatine seule peut nourrir; quelle est la quantité nécessaire à l'alimentation d'un individu; 3° s'il est indispensable de l'associer à d'autres substances pour qu'elle soit alimentaire; 4° déterminer dans quelle proportion elle doit être associée à d'autres substances; 5° et enfin quels sont les avantages qui résulteraient de son emploi s'il était constaté qu'elle fût alimentaire.

Pour arriver à ce résultat, j'ai commencé par isoler le tissu organique de 200 kilogrammes d'os de pied de mouton, en enlevant les sels calcaires au moyen de l'acide hydrochlorique. Les os bien nettoyés, dégraissés, lavés suffisamment, ont été desséchés, puis conservés dans un endroit sec. Toutes mes expériences ont été faites avec ces os. Pour m'en servir, je les faisais détremper pendant une nuit dans de l'eau fraîche.

Le premier essai fut fait de la manière suivante : j'ai préparé une soupe composée de bœuf 500 grammes, gélatine 60 grammes, légumes et sel en quantité ordinaire, d'un pot de deux hilogrammes de viande : après 6 heures de cuisson la dissolution était complète.

Toute ma famille, composée de trois enfans et de trois grandes personnes, mangèrent de cette soupe; mais la quantité de viande bouillie étant moindre que lorsqu'on faisait la soupe à la manière ordinaire, il fallut nécessairement ajouter un plat de viande ou augmenter la quantité du plat de légume. Quatre jours de l'usage de cette soupe me prouvèrent qu'il était absolument impossible d'arriver à aucune conclusion, et obtenir un résultat par ce système d'alimentation, puisque je ne pouvais tenir aucun compte des quantités consommées.

J'ai donc dû commencer des essais méthodiques dont voici les détails :

1re Expérience.

J'ai fait dissoudre 375 gram. de gélatine par litre d'eau, j'en ai fait une gelée clarifiée avec du blanc d'œuf; je l'ai ensuite très légèrement sucrée et aromatisée avec des rapures de citron. Cette gelée, divisée par pots de 125 gram., fut prise de la manière suivante :

Le premier pot a été vidé à 7 heures du matin, le deuxième à 9 heures, le troisième à 10 heures, le quatrième à 11 heures, le cinquième à 11 heures $\frac{1}{2}$, le sixième à midi. A une heure le sentiment de faim se manifesta avec mal de tête, prostration de force, soif vive : 150 gram. de pain, 50 gram. de viande rôtie et un verre de vin rétablirent le cours de la santé; il n'y eût qu'un léger mal de tête qui persista.

2e Expérience.

125 gram. de pain et, un $\frac{1}{2}$ litre de lait pris à 7 heures du du matin, 250 gram. de pain et un $\frac{1}{2}$ litre de lait à midi, 250 gram. de pain et un $\frac{1}{2}$ litre de lait pris à 6 heures du soir, et 125 gram. de pain à 8 heures du soir, ont suffi pour me bien nourrir.

125 gram de pain et $\frac{1}{2}$ litre de lait me soutiennent très bien jusqu'à midi, tandis que précédemment 750 gram. de gélatine sèche ne calmèrent pas la faim.

3e Expérience.

Le premier pot de gelée fut pris à 7 heures du matin avec 250 gram. de pain; le deuxième, à 9 heures avec 125 gram. de pain; le troisième, à midi avec 250 gram.; le quatrième, à 5 heures avec 250 gram. de pain; le cinquième, à 8 heures du soir avec 125 gram. de pain.

Pendant cette journée je n'éprouvai pas de malaise, seulement je fus tourmenté par la soif.

4e Expérience.

Cette expérience est la répétition de la troisième.

5ᵉ EXPÉRIENCE.

Les mêmes quantités de pain, mangées aux mêmes heures, et en buvant seulement un litre d'eau dans la journée, m'ont nourri tout aussi bien ; il me sembla même que j'étais plus léger.

6ᵉ EXPÉRIENCE.

Répétition de la cinquième.

7ᵉ et 8ᵉ EXPÉRIENCE.

Répétition de la troisième, gelée et pain.

9ᵉ et 10ᵉ EXPÉRIENCE.

Pendant deux jours, j'ai voulu essayer de diminuer la quantité de pain et augmenter la portion de gelée ; mais toujours le sentiment de la faim se manifestait et ne s'appaisait qu'avec du pain.

Pendant ces dix jours, j'ai pu constater que la gelée seule ne me nourrissait pas, et que j'étais aussi bien alimenté avec du pain et de l'eau qu'avec l'addition de la gélatine. Quoique la gelée contient beaucoup d'eau, je buvais davantage les jours où je prenais de la gelée.

11ᵉ 12ᵉ 13ᵉ et 14ᵉ EXPÉRIENCE.

Pendant 4 jours de suite nous avons mangé la préparation suivante : choux 3 kil., gélatine 1 kil., beurre 200 gram., eau 6 litres, sel 32 gram., poivre et menus légumes. Quand la dissolution fut complète, j'ai trempé des soupes avec 250 gram. de pain et un $\frac{1}{2}$ litre de bouillon ; 4 soupes semblables nous suffirent à moi et à mon neveu, mais deux ouvriers qui consentirent à manger avec nous eurent besoin, l'un de 125 gram. de pain, l'autre de 250 gram.

15ᵉ 16ᵉ 17ᵉ et 18ᵉ EXPÉRIENCE.

La même préparation, avec supression de la gélatine, fut prise de la même manière sans produire de changement appréciable.

Ici j'ai remarqué que l'économie générale était fatiguée par ces essais : nous avons mangé de la soupe grasse, du bœuf, de la viande rôtie et nous avons bu du vin ; au bout de quatre jours nous nous sentîmes en état de reprendre nos expériences.

19e Expérience.

Bœuf 500 gram., gélatine, 500 gram., menus légumes, et sel en quantité ordinaire d'un pot au feu de 2 kil. : j'avais besoin de 750 gram. de pain que je mangeai avec le quart du bœuf, et deux soupes trempées avec un $\frac{1}{2}$ litre de bouillon obtenu.

La 20, 21, 22, 23 et 24e expérience faites de même donnèrent un résultat satisfaisant.

La 25, 26 et 27e expérience faites sans gélatine produisirent les mêmes effets.

Pendant ces neuf jours, il n'a pas été possible de constater de différence entre l'usage d'une des deux soupes. Le seul fait à consigner, c'est que toutes les fois que nous faisions usage de la gélatine, la soif était vive et on urinait davantage.

28e Expérience.

Une soupe composée de pommes de terre 2 kilogr., gélatine 125 gr., beurre 50 gr., ognon, sel et poivre. L'ognon était frit dans le beurre et versé dans la purée. Cette soupe était consommée dans la journée par moi et mon neveu ; nous mangions en plus 500 gr. de pain.—La 29e et la 30e expérience sont faites de même.

31e Expérience.

J'ai augmenté la quantité de gélatine de 125 gr. et j'ai voulu réduire la quantité de pain ; mais le sentiment de la faim s'est manifesté et fut calmé dès que nous eûmes pris la quantité de pain supprimée d'abord.—La 32e expérience est faite comme la 31e.

33e Expérience.

Cette soupe est composée comme la 28e, mais avec suppression de gélatine. Les résultats ont été les mêmes pendant trois jours. — La 34 et 35e expérience.

36e Expérience.

Riz 500 gr., beurre 50 gr., sel et poivre avec assez d'eau pour faire une soupe qui était suffisante, prise en trois repas, pour la nourriture de la journée. — La 37ᵉ expérience est faite de même que la 36ᵉ.

38ᵉ Expérience.

J'ai supprimé 125 gr.de riz que j'ai remplacés par une semblable quantité de gélatine; le soir la faim se manifesta, et il fallut 250 gr. de pain pour la calmer.

39ᵉ Expérience.

J'ai ajouté 250 gr. de gélatine, et les résultats ont été semblables à ceux de la veille.

40, 41, 42, 43, 44ᵉ Expérience.

Faites avec la gélatine.

45, 46, 47ᵉ Expérience.

Faites avec suppression de la gélatine donnent le même résultat.

48ᵉ Expérience.

1 kilogr. de haricots blancs, 125 gr. de gélatine, 50 gr. de beurre, ognon, sel et poivre, ont été cuits pour faire la nourriture d'une journée, pour un homme : prise en trois repas, cette quantité a été suffisante, et même agréable à manger. La 49ᵉ expérience a été faite comme la 48ᵉ.

50 et 51ᵉ Expérience.

Ces deux jours, la soupe a été faite de même, seulement on a supprimé la gélatine, et il n'a pas été possible de constater de changement.

Pendant quinze jours, on a répété la 18, 19, 28, 36, 38 et 48ᵉ expérience, c'est-à-dire de la 52 à la 67ᵉ expérience.

68ᵉ Expérience.

Voulant m'assurer, par l'expérience, quel pouvait être le terme de la nutressibilité de la gélatine, j'ai fait bouillir 2 kilogr. de gélatine dans 8 litres d'eau, des légumes, du sel et du beurre. Ce bouillon clarifié avec 2 blancs d'œuf se prenait en gelée très consistante par le refroidissement.

A quatre nous fîmes l'expérience suivante : la 1ʳᵉ tasse d'un quart de litre, fut prise a 7 heures du matin, la 2ᵉ à 9 heures, la 3ᵉ à 10 heures, la 4ᵉ à 10 heures $\frac{3}{4}$, la 5ᵉ à 11 heures $\frac{1}{4}$, la 6ᵉ à midi.

A1heure, trois personnes renoncèrent, se trouvant incommodées ; j'éprouvai un abattement général, dans les cuisses, une douleur sourde comparable à celle qui résulte des fatigues de l'escrime, un mal de tête violent, une soif vive et un besoin d'uriner qui se répéta si souvent dans la journée qu'il en résulta une douleur assez vive à la verge.

Un quatrième persista, et pour continuer sa tentative, il se trempa une soupe avec 500 gr. de pain et un litre de bouillon. Après avoir mangé, il nous dit qu'il était probable qu'il n'aurait pas faim de la journée ; cependant vers 3 heures et $\frac{1}{2}$ il eût faim, éprouva de l'abattement et un violent mal de tête ; un morceau de viande rôtie, du pain et un verre de vin rétablirent la santé, seulement le mal de tête persista pendant le reste de la journée.

Un membre de l'académie, auquel j'ai donné les explications de ces expériences, croyant qu'il pouvait y avoir une grande différence d'action entre la gelée et les os simplement ramollis suffisament afin de pouvoir être avalés, m'engagea à faire cette expérience. Pour satisfaire à sa demande j'ai fait détremper 1 kilogr. d'os que j'ai fait cuire sur un petit feu, avec fort peu d'eau : lorsqu'ils me parurent assez gonflés et ramollis pour pouvoir être mangés, j'y ajoutai une sauce à la poulette. J'en ai pris environ les $\frac{2}{3}$ dans la journée ; je n'ai pas eu faim ; mais il était facile de s'apercevoir que ma santé était altérée : une grande pesanteur d'estomac, de la chaleur à la peau, une forte douleur de tête, une soif intense étaient des causes suffisantes pour annihiler l'appétit.

J'ai cessé alors toute expérimentation, parce que, d'une part, ma santé était assez gravement altérée pour que la prudence, et surtout le conseil de mes amis, me déterminassent à suspendre mes expériences. D'ailleurs j'avais pris la gélatine et ses préparations en aversion et il m'eût été impossible d'en manger davantage. Une grande partie des expériences que je viens de rapporter ont été faites sous les yeux de mon ami Serrulas, lui-même : voulant concourir à la recherche de la vérité, fit avec plusieurs élèves du Val-de-Grace, des essais : mais ces MM. résistèrent beaucoup moins long-temps que nous ; il est vrai qu'ils connaissaient les résultats de nos essais , et dès-lors ils furent bien plus tôt découragés. M. Devresse, secrétaire au conseil de santé militaire, était un d'eux.

De mes expériences, résulte pour moi la preuve que la géline, ou matière animale soluble, est alimentaire comme les autres parties du même animal; mais qu'une fois que cette substance est convertie en gelée, elle n'est plus alimentaire; que la gelée seule ne nourrit pas, et qu'associée à d'autres alimens, elle ne diminue pas la quantité nécessaire à l'entretien de la vie.

La gelée prise avec d'autres alimens, et en quantité moindre que cent vingt-cinq grammes, ne produit pas immédiatement de dérangement organique; mais quand la dose dépasse cette quantité, la santé peut être compromise immédiatement.

Les idées généralement adoptées aussi sur la nutrescibilité de la gélatine ont donné lieu, non-seulement à de grandes dépenses, dans les hôpitaux qui sont assez riches pour revenir sur ce déficit; mais des établissemens particuliers ont fondé leur principe de succès sur la confection d'un bouillon dans lequel les os, ou la gélatine qu'on en obtient par l'ébulition, figurent comme base essentielle et malheureusement mensongère; c'est sur cette compensation déceptrice que l'auteur de la boucherie parée a fondé ses calculs; s'il ne fait pas usage d'os pour la confection du bouillon, il ne peut livrer la viande parée sans perte; s'il en fait usage, c'est le consommateur, le malheureux, qui paie une nourriture dont on ne lui livre que l'apparence.

Je n'ai pas parlé du travail de MM. Edwards et Balzac, parce que je ne l'ai que depuis quelques jours dans les mains; sa lecture m'a toutefois suggéré quelques observations dont je fais ici part.

Je désirerais connaître les détails des expériences qui constatent l'impossibilité de nourrir des chiens et des hommes avec du pain. Quelle cause empêche le pain blanc d'être plus alimentaire que le pain bis ?

Quelles sont les quantités en poids donné dans toutes les expériences citées?

Quelle est surtout la quantité de gélatine prise pendant vingt-quatre heures par les animaux soumis aux expériences ?

J'en appelle au jugement sévère et à la philantropie éclairée de ces messieurs, pour leur demander s'ils ne trouvent pas quelque chose de trop tranché dans cette conséquence : LA GÉLATINE EST DE NÉCESSITÉ ABSOLUE DANS LES HÔPITAUX. Leurs quatre essais suffisent-ils, pour établir un principe dont l'application peut être funeste pour les classes laborieuses de nos populations ?

A mon sens; non, la gélatine n'est pas nutritive : non, elle n'est pas de nécessité absolue dans les hôpitaux. C'est la vérité qui est de nécessité absolue dans tous les temps, et j'espère qu'il sera bientôt généralement admis que je l'ai dite.

GANNAL,

Rue de Seine, n° 32.

Lorsque je quittai le bureau, ma lecture terminée, j'y fus remplacé par M. Julia, qui avait obtenu de lire, par un tour de faveur, immédiatement après moi, un mémoire dont les conclusions sont contraires aux miennes. Cette circonstance, mais surtout les personnalités dirigées contre M. Donné et contre moi, dans ce Mémoire, ont dicté la lettre qui suit, dont les premières phrases furent seulement entendues : l'Académie en interrompit la lecture, alléguant qu'elle traitait de choses étrangères aux sujets scientifiques; cependant elle avait entendu sans murmurer la partie des personnalités auxquelles je désirais répondre.

Paris, le 2 septembre 1834.

« Monsieur le Président,

« Le respect que je professe pour l'Académie m'a fait supprimer du Mémoire que j'ai eu l'honneur de lui lire lundi dernier, sur la Gélatine, l'expression énergique que m'avait inspirée les propositions qui m'avaient été faites en 1830. On avait essayé dès cette époque, lors de mes premières offres relatives aux expériences à faire sur la nutrescibilité de la Gélatine, d'acheter au poids de l'or ma complaisance et ma condescendence en faveur de l'erreur adoptée.

« Peut-être, si j'avais écouté le sentiment qui m'avait dicté les lignes que j'ai supprimées, la rougeur en aurait monté au front des auteurs de ces propositions corruptrices, et peut-être n'auriez-vous point entendu la lecture d'un Mémoire qui commence par présenter, sous un jour insidieux, les circonstances qui ont été les causes de mon refus, de prendre aucune part aux expériences dont ce Mémoire vous a retracé ou l'histoire ou le roman.

« Je ne me suis point réuni à M. Julia qui est venu me le proposer directement et personnellement trois fois, parce qu'il fallait faire ces expériences *coopérativement* avec M. Darcet, qu'à moins de supposer d'une force plus qu'humaine, il fallait considérer comme intéressé dans la question, et dont l'habileté comme la respectable autorité ne pouvait pas manquer d'exercer une influence que je sentais n'être pas sans quelques dangers pour mon jugement et par conséquent pour l'impartialité que je désirais mettre à la recherche de la vérité.

« Je respecte M. Darcet, je le crains : Amicus Cato, sed magis amica veritas. La seconde raison de mes refus, c'est que M. Julia refusa lui-même d'accepter que je fisse les frais des expériences contrairement à l'offre qui m'était faite d'y pourvoir très largement aux dépens d'une bourse étrangère.

Or, je disais à la fin de mon mémoire : « La vérité demande souvent « du désintéressement pour être dite : quand elle touche surtout à des « intérêts matériels. Des hommes qui s'occupent de questions scien- « fiques, et dans des vues de lucre, ne craignent souvent pas de livrer à « la place de leur opinion des assertions qu'on leur achète.

« Des propositions d'argent m'ont été faites pour me taire : vous en- « tendrez peut-être, Messieurs, jusqu'à ce que des expériences aient été « dirigées et contrôlées par vous, affirmer hautement qu'on en a fait « comme moi dont les résultats ont été contradictoires aux miens. Veuil- « lez vous rappeler, Messieurs, que c'est vous désormais qui devez dé-

« cider cette question; peut-être certaines personnes pourraient-elles
« accepter, pour parler, ce qu'on m'avait proposé pour me taire. »

« Je livre, Messieurs, ce paragraphe à vos réflexions, en vous réité-
rant le regret que mon respect pour vous m'ait empêché de prendre cette
initiative prophétique; c'est toutefois une singulière coïncidence que la
lecture simultanée de ces deux mémoires, et dans l'ordre dont elle s'est
faite, quand on pense qu'il faut être inscrit depuis si long-temps d'a-
vance pour obtenir son tour de lecture, et que personnellement j'atten-
dais depuis le 24 février; il a donc manqué bien des lectures à l'ap-
pel, pour que M. Julia se soit trouvé précisément appelé au fauteuil
que je quittais, lui qui n'était inscrit que depuis huit jours. Il y a de ces
hasard que ne désavouerait pas l'intention la mieux raisonnée.

« J'avais à cœur de me justifier pour que force restât à la vérité.

« Agréez, M. le Président, l'assurance de la haute considération et du
respect

de votre très humble et très obéissant serviteur,

GANNAL,
rue de Seine, n° 32.

La vérité sera assurément connue un jour; seulement il
est CRUEL DE LA FAIRE ATTENDRE PENDANT SI LONG-
TEMPS, quand des milliers de pères de familles, malades par
suite de mauvaise alimentation, sont transportés dans des
hôpitaux où on les restaure avec de l'eau contenant *un à
deux grammes* de gélatine par litre.

Signaler ces faits à la Commission, ET IMPLORER LA
PITIÉ de ses membres, nous semble aujourd'hui le plus sûr
moyen de les engager à hâter leur travail.

Paris. — Imprimerie et Fonderie de Rignoux et Cᵉ, rue des Francs-Bourgeois-S.-Michel, 8.